Mon

Book

Nutrition

____

____

idées pour mon shopping nutrition

Légumes

Salade verte, endive, mâche, laitue, graines germées, roquette,chicorée, cresson,épinard, pissenlit, citrouille, courge, potimarron, Pomme de terre, patate douce, panais, crosne, topinambour, courgette, aubergine, betterave, salsifis, blette, Fenouil, navet, poireau, artichaut, Chou, chou-fleur, brocoli, chou de Bruxelles, asperge, carotte, céleri, concombre, melon,tomate, haricot vert, radis, Persil,ciboulette, oignon, oseille, échalote, poivron, piment, ail, Champignon, maïs, Algues, soja, avocat, Lentilles, fèves, petits pois, pois cassés, pois chiches, haricots secs, graines de soja,

Fruits

Abricot, nectarine, pêche, cerise, fraise, pastèque, Banane, ananas, mangue, Citron, clémentine, orange, pamplemousse, kiwi, Poire, pomme, raisin, prune, Rhubarbe, châtaigne, figue,

Fruits secs

Datte, figue, amande, noisette, raisins, noix, noix de Cajou, noix de Macadamia, pistaches,

Féculents

Pâtes, crozets, spätzles, nouilles chinoises, Riz, millet,boulgour, quinoa, blé, Polenta, semoule, sarrasin, amaranthe,

Proteïnes Animales

Boeuf, Porc, jambon, saucisse, lardons, knack, charcuterie, Agneau, Veau, Poulet, pintade, canard, dinde, Poisson, crustacés, Oeuf

Proteïnes Végétales

Tofu, Seitan,

Mon shopping de la semaine

du ______________________ au ______________________

date :

Petit déjeuner :

Collation :

Déjeuner :

Collation :

Dîner :

Activité :
Durée :
Calories dépensées :

Petit déjeuner :

Collation :

Déjeuner :

Collation :

Dîner :

Activité sportive de la journée :

Activité :

Durée :

Calories dépensées :

Petit déjeuner :

Collation :

Déjeuner :

Collation :

Dîner :

Activité :
Durée :
Calories dépensées :

Petit déjeuner :

Collation :

Déjeuner :

Collation :

Dîner :

Activité sportive de la journée :

Activité :

Durée :

Calories dépensées :

Petit déjeuner :

Collation :

Déjeuner :

Collation :

Dîner :

Activité :
Durée :
Calories dépensées :

Petit déjeuner :

Collation :

Déjeuner :

Collation :

Dîner :

Activité sportive de la journée :

Activité :
Durée :
Calories dépensées :

date :

Petit déjeuner :

Collation :

Déjeuner :

Collation :

Dîner :

Activité sportive de la journée :

Activité :
Durée :
Calories dépensées :

Bilan de ma semaine

Mon poids est de : ______________________

Combien d'activité sportive : ______________________

Combien de temps pour le sport : ______________________

Ecart(s) nutritionnel(s) : oui ☐   non ☐

Combien? : ______________________

Pourquoi? : ______________________

Notes :

____
____
____
____
____
____

idées pour mon shopping nutrition

Légumes

Salade verte, endive, mâche, laitue, graines germées, roquette,chicorée, cresson,épinard, pissenlit, citrouille, courge, potimarron, Pomme de terre, patate douce, panais, crosne, topinambour, courgette, aubergine, betterave, salsifis, blette, Fenouil, navet, poireau, artichaut, Chou, chou-fleur, brocoli, chou de Bruxelles, asperge, carotte, céleri, concombre, melon,tomate, haricot vert, radis, Persil,ciboulette, oignon, oseille, échalote, poivron, piment, ail, Champignon, maïs, Algues, soja, avocat, Lentilles, fèves, petits pois, pois cassés, pois chiches, haricots secs, graines de soja,

Fruits

Abricot, nectarine, pêche, cerise, fraise, pastèque, Banane, ananas, mangue, Citron, clémentine, orange, pamplemousse, kiwi, Poire, pomme, raisin, prune, Rhubarbe, châtaigne, figue,

Fruits secs

Datte, figue, amande, noisette, raisins, noix, noix de Cajou, noix de Macadamia, pistaches,

Féculents

Pâtes, crozets, spätzles, nouilles chinoises, Riz, millet,boulgour, quinoa, blé, Polenta, semoule, sarrasin, amaranthe,

Proteïnes Animales

Boeuf, Porc, jambon, saucisse, lardons, knack, charcuterie, Agneau, Veau, Poulet, pintade, canard, dinde, Poisson, crustacés, Oeuf

Proteïnes Végétales

Tofu, Seitan,

Mon shopping de la semaine

du ________________________ au ________________________

Petit déjeuner :

Collation :

Déjeuner :

Collation :

Dîner :

Activité :
Durée :
Calories dépensées :

Petit déjeuner :

Collation :

Déjeuner :

Collation :

Dîner :

Activité :
Durée :
Calories dépensées :

Petit déjeuner :

Collation :

Déjeuner :

Collation :

Dîner :

Activité :
Durée :
Calories dépensées :

Petit déjeuner :

Collation :

Déjeuner :

Collation :

Dîner :

Activité sportive de la journée :

Activité :
Durée :
Calories dépensées :

date :

Petit déjeuner :

Collation :

Déjeuner :

Collation :

Dîner :

Activité sportive de la journée :

Activité :
Durée :
Calories dépensées :

Petit déjeuner :

Collation :

Déjeuner :

Collation :

Dîner :

Activité sportive de la journée :

Activité :
Durée :
Calories dépensées :

Petit déjeuner :

Collation :

Déjeuner :

Collation :

Dîner :

Activité :
Durée :
Calories dépensées :

Bilan de ma semaine

Mon poids est de : _______________________

Combien d'activité sportive : _______________________

Combien de temps pour le sport : _______________________

Ecart(s) nutritionnel(s) : oui ☐   non ☐

Combien? : _______________________

Pourquoi? : _______________________

Notes :

____

____

____

____

____

____

idées pour mon shopping nutrition

Légumes

Salade verte, endive, mâche, laitue, graines germées, roquette,chicorée, cresson,épinard, pissenlit, citrouille, courge, potimarron, Pomme de terre, patate douce, panais, crosne, topinambour, courgette, aubergine, betterave, salsifis, blette, Fenouil, navet, poireau, artichaut, Chou, chou-fleur, brocoli, chou de Bruxelles, asperge, carotte, céleri, concombre, melon,tomate, haricot vert, radis, Persil,ciboulette, oignon, oseille, échalote, poivron, piment, ail, Champignon, maïs, Algues, soja, avocat, Lentilles, fèves, petits pois, pois cassés, pois chiches, haricots secs, graines de soja,

Fruits

Abricot, nectarine, pêche, cerise, fraise, pastèque, Banane, ananas, mangue, Citron, clémentine, orange, pamplemousse, kiwi, Poire, pomme, raisin, prune, Rhubarbe, châtaigne, figue,

Fruits secs

Datte, figue, amande, noisette, raisins, noix, noix de Cajou, noix de Macadamia, pistaches,

Féculents

Pâtes, crozets, spätzles, nouilles chinoises, Riz, millet,boulgour, quinoa, blé, Polenta, semoule, sarrasin, amaranthe,

Proteïnes Animales

Boeuf, Porc, jambon, saucisse, lardons, knack, charcuterie, Agneau, Veau, Poulet, pintade, canard, dinde, Poisson, crustacés, Oeuf

Proteïnes Végétales

Tofu, Seitan,

Mon shopping de la semaine

du   au

Petit déjeuner :

Collation :

Déjeuner :

Collation :

Dîner :

Activité sportive de la journée :

Activité :
Durée :
Calories dépensées :

Petit déjeuner :

Collation :

Déjeuner :

Collation :

Dîner :

Activité :
Durée :
Calories dépensées :

Petit déjeuner :

Collation :

Déjeuner :

Collation :

Dîner :

Activité sportive de la journée :

Activité :
Durée :
Calories dépensées :

Petit déjeuner :

Collation :

Déjeuner :

Collation :

Dîner :

Activité sportive de la journée :

Activité :

Durée :

Calories dépensées :

Petit déjeuner :

Collation :

Déjeuner :

Collation :

Dîner :

Activité sportive de la journée :

Activité :
Durée :
Calories dépensées :

Petit déjeuner :

Collation :

Déjeuner :

Collation :

Dîner :

Activité sportive de la journée :

Activité :
Durée :
Calories dépensées :

Petit déjeuner :

Collation :

Déjeuner :

Collation :

Dîner :

Activité :
Durée :
Calories dépensées :

Bilan de ma semaine

Mon poids est de : ___________________________

Combien d'activité sportive : ___________________

Combien de temps pour le sport : _______________

Ecart(s) nutritionnel(s) : oui ☐   non ☐

Combien? : ____________________________________

Pourquoi? : ___________________________________

Notes :

____
____
____
____
____
____
____

idées pour mon shopping nutrition

Légumes

Salade verte, endive, mâche, laitue, graines germées, roquette,chicorée, cresson,épinard, pissenlit, citrouille, courge, potimarron, Pomme de terre, patate douce, panais, crosne, topinambour, courgette, aubergine, betterave, salsifis, blette, Fenouil, navet, poireau, artichaut, Chou, chou-fleur, brocoli, chou de Bruxelles, asperge, carotte, céleri, concombre, melon,tomate, haricot vert, radis, Persil,ciboulette, oignon, oseille, échalote, poivron, piment, ail, Champignon, maïs, Algues, soja, avocat, Lentilles, fèves, petits pois, pois cassés, pois chiches, haricots secs, graines de soja,

Fruits

Abricot, nectarine, pêche, cerise, fraise, pastèque, Banane, ananas, mangue, Citron, clémentine, orange, pamplemousse, kiwi, Poire, pomme, raisin, prune, Rhubarbe, châtaigne, figue,

Fruits secs

Datte, figue, amande, noisette, raisins, noix, noix de Cajou, noix de Macadamia, pistaches,

Féculents

Pâtes, crozets, spätzles, nouilles chinoises, Riz, millet,boulgour, quinoa, blé, Polenta, semoule, sarrasin, amaranthe,

Proteïnes Animales

Boeuf, Porc, jambon, saucisse, lardons, knack, charcuterie, Agneau, Veau, Poulet, pintade, canard, dinde, Poisson, crustacés, Oeuf

Proteïnes Végétales

Tofu, Seitan,

Mon shopping de la semaine
du __________________ au __________________

Petit déjeuner :

Collation :

Déjeuner :

Collation :

Dîner :

Activité :
Durée :
Calories dépensées :

Petit déjeuner :

Collation :

Déjeuner :

Collation :

Dîner :

Activité :
Durée :
Calories dépensées :

date :

Petit déjeuner :

Collation :

Déjeuner :

Collation :

Dîner :

Activité sportive de la journée :

Activité :
Durée :
Calories dépensées :

date :

Petit déjeuner :

Collation :

Déjeuner :

Collation :

Dîner :

Activité sportive de la journée :

Activité :
Durée :
Calories dépensées :

Petit déjeuner :

Collation :

Déjeuner :

Collation :

Dîner :

Activité sportive de la journée :

Activité :
Durée :
Calories dépensées :

Petit déjeuner :

Collation :

Déjeuner :

Collation :

Dîner :

Activité sportive de la journée :

Activité :

Durée :

Calories dépensées :

Petit déjeuner :

Collation :

Déjeuner :

Collation :

Dîner :

Activité :
Durée :
Calories dépensées :

Bilan de ma semaine

Mon poids est de : ___________________________

Combien d'activité sportive : ___________________

Combien de temps pour le sport : ________________

Ecart(s) nutritionnel(s) : oui ☐   non ☐

Combien? : ___________________________________

Pourquoi? : __________________________________

Notes :

____

____

____

____

____

idées pour mon shopping nutrition

Légumes

Salade verte, endive, mâche, laitue, graines germées, roquette,chicorée, cresson,épinard, pissenlit, citrouille, courge, potimarron, Pomme de terre, patate douce, panais, crosne, topinambour, courgette, aubergine, betterave, salsifis, blette, Fenouil, navet, poireau, artichaut, Chou, chou-fleur, brocoli, chou de Bruxelles, asperge, carotte, céleri, concombre, melon,tomate, haricot vert, radis, Persil,ciboulette, oignon, oseille, échalote, poivron, piment, ail, Champignon, maïs, Algues, soja, avocat, Lentilles, fèves, petits pois, pois cassés, pois chiches, haricots secs, graines de soja,

Fruits

Abricot, nectarine, pêche, cerise, fraise, pastèque, Banane, ananas, mangue, Citron, clémentine, orange, pamplemousse, kiwi, Poire, pomme, raisin, prune, Rhubarbe, châtaigne, figue,

Fruits secs

Datte, figue, amande, noisette, raisins, noix, noix de Cajou, noix de Macadamia, pistaches,

Féculents

Pâtes, crozets, spätzles, nouilles chinoises, Riz, millet,boulgour, quinoa, blé, Polenta, semoule, sarrasin, amaranthe,

Proteïnes Animales

Boeuf, Porc, jambon, saucisse, lardons, knack, charcuterie, Agneau, Veau, Poulet, pintade, canard, dinde, Poisson, crustacés, Oeuf

Proteïnes Végétales

Tofu, Seitan,

Mon shopping de la semaine

du _______________ au _______________

Petit déjeuner :

Collation :

Déjeuner :

Collation :

Dîner :

Activité sportive de la journée :

Activité :

Durée :

Calories dépensées :

Petit déjeuner :

Collation :

Déjeuner :

Collation :

Dîner :

Activité sportive de la journée :

Activité :
Durée :
Calories dépensées :

Petit déjeuner :

Collation :

Déjeuner :

Collation :

Dîner :

Activité :
Durée :
Calories dépensées :

Petit déjeuner :

Collation :

Déjeuner :

Collation :

Dîner :

Activité sportive de la journée :

Activité :
Durée :
Calories dépensées :

Petit déjeuner :

Collation :

Déjeuner :

Collation :

Dîner :

Activité sportive de la journée :

Activité :

Durée :

Calories dépensées :

Petit déjeuner :

Collation :

Déjeuner :

Collation :

Dîner :

Activité :

Durée :

Calories dépensées :

Petit déjeuner :

Collation :

Déjeuner :

Collation :

Dîner :

Activité sportive de la journée :

Activité :
Durée :
Calories dépensées :

Bilan de ma semaine

Mon poids est de : _______________

Combien d'activité sportive : _______________

Combien de temps pour le sport : _______________

Ecart(s) nutritionnel(s) : oui ☐   non ☐

Combien? : _______________

Pourquoi? : _______________

Notes :

____
____
____
____
____
____

idées pour mon shopping nutrition

Légumes

Salade verte, endive, mâche, laitue, graines germées, roquette,chicorée, cresson,épinard, pissenlit, citrouille, courge, potimarron, Pomme de terre, patate douce, panais, crosne, topinambour, courgette, aubergine, betterave, salsifis, blette, Fenouil, navet, poireau, artichaut, Chou, chou-fleur, brocoli, chou de Bruxelles, asperge, carotte, céleri, concombre, melon,tomate, haricot vert, radis, Persil,ciboulette, oignon, oseille, échalote, poivron, piment, ail, Champignon, maïs, Algues, soja, avocat, Lentilles, fèves, petits pois, pois cassés, pois chiches, haricots secs, graines de soja,

Fruits

Abricot, nectarine, pêche, cerise, fraise, pastèque, Banane, ananas, mangue, Citron, clémentine, orange, pamplemousse, kiwi, Poire, pomme, raisin, prune, Rhubarbe, châtaigne, figue,

Fruits secs

Datte, figue, amande, noisette, raisins, noix, noix de Cajou, noix de Macadamia, pistaches,

Féculents

Pâtes, crozets, spätzles, nouilles chinoises, Riz, millet,boulgour, quinoa, blé, Polenta, semoule, sarrasin, amaranthe,

Proteïnes Animales

Boeuf, Porc, jambon, saucisse, lardons, knack, charcuterie, Agneau, Veau, Poulet, pintade, canard, dinde, Poisson, crustacés, Oeuf

Proteïnes Végétales

Tofu, Seitan,

Mon shopping de la semaine

du ___________________ au ___________________

Petit déjeuner :

Collation :

Déjeuner :

Collation :

Dîner :

Activité sportive de la journée :

Activité :
Durée :
Calories dépensées :

date :

Petit déjeuner :

Collation :

Déjeuner :

Collation :

Dîner :

Activité :
Durée :
Calories dépensées :

Petit déjeuner :

Collation :

Déjeuner :

Collation :

Dîner :

Activité sportive de la journée :

Activité :

Durée :

Calories dépensées :

Petit déjeuner :

Collation :

Déjeuner :

Collation :

Dîner :

Activité sportive de la journée :

Activité :

Durée :

Calories dépensées :

Petit déjeuner :

Collation :

Déjeuner :

Collation :

Dîner :

Activité sportive de la journée :

Activité :
Durée :
Calories dépensées :

Petit déjeuner :

Collation :

Déjeuner :

Collation :

Dîner :

Activité sportive de la journée :

Activité :
Durée :
Calories dépensées :

Petit déjeuner :

Collation :

Déjeuner :

Collation :

Dîner :

Activité sportive de la journée :

Activité :

Durée :

Calories dépensées :

Bilan de ma semaine

Mon poids est de : _______________________

Combien d'activité sportive : _______________________

Combien de temps pour le sport : _______________________

Ecart(s) nutritionnel(s) : oui ☐   non ☐

Combien? : _______________________

Pourquoi? : _______________________

Notes :

idées pour mon shopping nutrition

Légumes

Salade verte, endive, mâche, laitue, graines germées, roquette,chicorée, cresson,épinard, pissenlit, citrouille, courge, potimarron, Pomme de terre, patate douce, panais, crosne, topinambour, courgette, aubergine, betterave, salsifis, blette, Fenouil, navet, poireau, artichaut, Chou, chou-fleur, brocoli, chou de Bruxelles, asperge, carotte, céleri, concombre, melon,tomate, haricot vert, radis, Persil,ciboulette, oignon, oseille, échalote, poivron, piment, ail, Champignon, maïs, Algues, soja, avocat, Lentilles, fèves, petits pois, pois cassés, pois chiches, haricots secs, graines de soja,

Fruits

Abricot, nectarine, pêche, cerise, fraise, pastèque, Banane, ananas, mangue, Citron, clémentine, orange, pamplemousse, kiwi, Poire, pomme, raisin, prune, Rhubarbe, châtaigne, figue,

Fruits secs

Datte, figue, amande, noisette, raisins, noix, noix de Cajou, noix de Macadamia, pistaches,

Féculents

Pâtes, crozets, spätzles, nouilles chinoises, Riz, millet,boulgour, quinoa, blé, Polenta, semoule, sarrasin, amaranthe,

Proteïnes Animales

Boeuf, Porc, jambon, saucisse, lardons, knack, charcuterie, Agneau, Veau, Poulet, pintade, canard, dinde, Poisson, crustacés, Oeuf

Proteïnes Végétales

Tofu, Seitan,

Mon shopping de la semaine
du ___________ au ___________

date :

Petit déjeuner :

Collation :

Déjeuner :

Collation :

Dîner :

Activité :
Durée :
Calories dépensées :

Petit déjeuner :

Collation :

Déjeuner :

Collation :

Dîner :

Activité :
Durée :
Calories dépensées :

Petit déjeuner :

Collation :

Déjeuner :

Collation :

Dîner :

Activité :
Durée :
Calories dépensées :

date :

Petit déjeuner :

Collation :

Déjeuner :

Collation :

Dîner :

Activité sportive de la journée :

Activité :
Durée :
Calories dépensées :

Petit déjeuner :

Collation :

Déjeuner :

Collation :

Dîner :

Activité :
Durée :
Calories dépensées :

Petit déjeuner :

Collation :

Déjeuner :

Collation :

Dîner :

Activité sportive de la journée :

Activité :
Durée :
Calories dépensées :

Petit déjeuner :

Collation :

Déjeuner :

Collation :

Dîner :

Activité :
Durée :
Calories dépensées :

Bilan de ma semaine

Mon poids est de : _______________

Combien d'activité sportive : _______________

Combien de temps pour le sport : _______________

Ecart(s) nutritionnel(s) : oui ☐   non ☐

Combien? : _______________

Pourquoi? : _______________

Notes :

____

____

____

____

____

____

idées pour mon shopping nutrition

Légumes

Salade verte, endive, mâche, laitue, graines germées, roquette,chicorée, cresson,épinard, pissenlit, citrouille, courge, potimarron, Pomme de terre, patate douce, panais, crosne, topinambour, courgette, aubergine, betterave, salsifis, blette, Fenouil, navet, poireau, artichaut, Chou, chou-fleur, brocoli, chou de Bruxelles, asperge, carotte, céleri, concombre, melon,tomate, haricot vert, radis, Persil,ciboulette, oignon, oseille, échalote, poivron, piment, ail, Champignon, maïs, Algues, soja, avocat, Lentilles, fèves, petits pois, pois cassés, pois chiches, haricots secs, graines de soja,

Fruits

Abricot, nectarine, pêche, cerise, fraise, pastèque, Banane, ananas, mangue, Citron, clémentine, orange, pamplemousse, kiwi, Poire, pomme, raisin, prune, Rhubarbe, châtaigne, figue,

Fruits secs

Datte, figue, amande, noisette, raisins, noix, noix de Cajou, noix de Macadamia, pistaches,

Féculents

Pâtes, crozets, spätzles, nouilles chinoises, Riz, millet,boulgour, quinoa, blé, Polenta, semoule, sarrasin, amaranthe,

Proteïnes Animales

Boeuf, Porc, jambon, saucisse, lardons, knack, charcuterie, Agneau, Veau, Poulet, pintade, canard, dinde, Poisson, crustacés, Oeuf

Proteïnes Végétales

Tofu, Seitan,

Mon shopping de la semaine

du ________________ au ________________

Petit déjeuner :

Collation :

Déjeuner :

Collation :

Dîner :

Activité sportive de la journée :

Activité :
Durée :
Calories dépensées :

Petit déjeuner :

Collation :

Déjeuner :

Collation :

Dîner :

Activité :
Durée :
Calories dépensées :

date :

Petit déjeuner :

Collation :

Déjeuner :

Collation :

Dîner :

Activité sportive de la journée :

Activité :
Durée :
Calories dépensées :

Petit déjeuner :

Collation :

Déjeuner :

Collation :

Dîner :

Activité :
Durée :
Calories dépensées :

Petit déjeuner :

Collation :

Déjeuner :

Collation :

Dîner :

Activité :
Durée :
Calories dépensées :

Petit déjeuner :

Collation :

Déjeuner :

Collation :

Dîner :

Activité sportive de la journée :

Activité :
Durée :
Calories dépensées :

Petit déjeuner :

Collation :

Déjeuner :

Collation :

Dîner :

Activité sportive de la journée :

Activité :
Durée :
Calories dépensées :

Bilan de ma semaine

Mon poids est de : ___________________________

Combien d'activité sportive : ___________________

Combien de temps pour le sport : ________________

Ecart(s) nutritionnel(s) : oui ☐   non ☐

Combien? : _______________________________

Pourquoi? : ______________________________

Notes :

____

____

____

____

____

idées pour mon shopping nutrition

Légumes

Salade verte, endive, mâche, laitue, graines germées, roquette,chicorée, cresson,épinard, pissenlit, citrouille, courge, potimarron, Pomme de terre, patate douce, panais, crosne, topinambour, courgette, aubergine, betterave, salsifis, blette, Fenouil, navet, poireau, artichaut, Chou, chou-fleur, brocoli, chou de Bruxelles, asperge, carotte, céleri, concombre, melon,tomate, haricot vert, radis, Persil,ciboulette, oignon, oseille, échalote, poivron, piment, ail, Champignon, maïs, Algues, soja, avocat, Lentilles, fèves, petits pois, pois cassés, pois chiches, haricots secs, graines de soja,

Fruits

Abricot, nectarine, pêche, cerise, fraise, pastèque, Banane, ananas, mangue, Citron, clémentine, orange, pamplemousse, kiwi, Poire, pomme, raisin, prune, Rhubarbe, châtaigne, figue,

Fruits secs

Datte, figue, amande, noisette, raisins, noix, noix de Cajou, noix de Macadamia, pistaches,

Féculents

Pâtes, crozets, spätzles, nouilles chinoises, Riz, millet,boulgour, quinoa, blé, Polenta, semoule, sarrasin, amaranthe,

Proteïnes Animales

Boeuf, Porc, jambon, saucisse, lardons, knack, charcuterie, Agneau, Veau, Poulet, pintade, canard, dinde, Poisson, crustacés, Oeuf

Proteïnes Végétales

Tofu, Seitan,

Mon shopping de la semaine

du _____________ au _____________

Petit déjeuner :

Collation :

Déjeuner :

Collation :

Dîner :

Activité :
Durée :
Calories dépensées :

Petit déjeuner :

Collation :

Déjeuner :

Collation :

Dîner :

Activité :
Durée :
Calories dépensées :

Petit déjeuner :

Collation :

Déjeuner :

Collation :

Dîner :

Activité :

Durée :

Calories dépensées :

Petit déjeuner :

Collation :

Déjeuner :

Collation :

Dîner :

Activité :
Durée :
Calories dépensées :

Petit déjeuner :

Collation :

Déjeuner :

Collation :

Dîner :

Activité :
Durée :
Calories dépensées :

Petit déjeuner :

Collation :

Déjeuner :

Collation :

Dîner :

Activité sportive de la journée :

Activité :

Durée :

Calories dépensées :

Petit déjeuner :

Collation :

Déjeuner :

Collation :

Dîner :

Activité :
Durée :
Calories dépensées :

Bilan de ma semaine

Mon poids est de : _______________

Combien d'activité sportive : _______________

Combien de temps pour le sport : _______________

Ecart(s) nutritionnel(s) : oui [ ]   non [ ]

Combien? : _______________

Pourquoi? : _______________

Notes :

____

____

____

____

____

____

____

idées pour mon shopping nutrition

Légumes

Salade verte, endive, mâche, laitue, graines germées, roquette,chicorée, cresson,épinard, pissenlit, citrouille, courge, potimarron, Pomme de terre, patate douce, panais, crosne, topinambour, courgette, aubergine, betterave, salsifis, blette, Fenouil, navet, poireau, artichaut, Chou, chou-fleur, brocoli, chou de Bruxelles, asperge, carotte, céleri, concombre, melon,tomate, haricot vert, radis, Persil,ciboulette, oignon, oseille, échalote, poivron, piment, ail, Champignon, maïs, Algues, soja, avocat, Lentilles, fèves, petits pois, pois cassés, pois chiches, haricots secs, graines de soja,

Fruits

Abricot, nectarine, pêche, cerise, fraise, pastèque, Banane, ananas, mangue, Citron, clémentine, orange, pamplemousse, kiwi, Poire, pomme, raisin, prune, Rhubarbe, châtaigne, figue,

Fruits secs

Datte, figue, amande, noisette, raisins, noix, noix de Cajou, noix de Macadamia, pistaches,

Féculents

Pâtes, crozets, spätzles, nouilles chinoises, Riz, millet,boulgour, quinoa, blé, Polenta, semoule, sarrasin, amaranthe,

Proteïnes Animales

Boeuf, Porc, jambon, saucisse, lardons, knack, charcuterie, Agneau, Veau, Poulet, pintade, canard, dinde, Poisson, crustacés, Oeuf

Proteïnes Végétales

Tofu, Seitan,

Mon shopping de la semaine
du ______________ au ______________

Petit déjeuner :

Collation :

Déjeuner :

Collation :

Dîner :

Activité sportive de la journée :

Activité :

Durée :

Calories dépensées :

Petit déjeuner :

Collation :

Déjeuner :

Collation :

Dîner :

Activité sportive de la journée :

Activité :
Durée :
Calories dépensées :

Petit déjeuner :

Collation :

Déjeuner :

Collation :

Dîner :

Activité :
Durée :
Calories dépensées :

Petit déjeuner :

Collation :

Déjeuner :

Collation :

Dîner :

Activité :
Durée :
Calories dépensées :

Petit déjeuner :

Collation :

Déjeuner :

Collation :

Dîner :

Activité :
Durée :
Calories dépensées :

Petit déjeuner :

Collation :

Déjeuner :

Collation :

Dîner :

Activité :
Durée :
Calories dépensées :

Petit déjeuner :

Collation :

Déjeuner :

Collation :

Dîner :

Activité :
Durée :
Calories dépensées :

Bilan de ma semaine

Mon poids est de : _______________

Combien d'activité sportive : _______________

Combien de temps pour le sport : _______________

Ecart(s) nutritionnel(s) : oui ☐   non ☐

Combien? : _______________

Pourquoi? : _______________

Notes :

____
____
____
____
____
____

idées pour mon shopping nutrition

Légumes

Salade verte, endive, mâche, laitue, graines germées, roquette,chicorée, cresson,épinard, pissenlit, citrouille, courge, potimarron, Pomme de terre, patate douce, panais, crosne, topinambour, courgette, aubergine, betterave, salsifis, blette, Fenouil, navet, poireau, artichaut, Chou, chou-fleur, brocoli, chou de Bruxelles, asperge, carotte, céleri, concombre, melon,tomate, haricot vert, radis, Persil,ciboulette, oignon, oseille, échalote, poivron, piment, ail, Champignon, maïs, Algues, soja, avocat, Lentilles, fèves, petits pois, pois cassés, pois chiches, haricots secs, graines de soja,

Fruits

Abricot, nectarine, pêche, cerise, fraise, pastèque, Banane, ananas, mangue, Citron, clémentine, orange, pamplemousse, kiwi, Poire, pomme, raisin, prune, Rhubarbe, châtaigne, figue,

Fruits secs

Datte, figue, amande, noisette, raisins, noix, noix de Cajou, noix de Macadamia, pistaches,

Féculents

Pâtes, crozets, spätzles, nouilles chinoises, Riz, millet,boulgour, quinoa, blé, Polenta, semoule, sarrasin, amaranthe,

Proteïnes Animales

Boeuf, Porc, jambon, saucisse, lardons, knack, charcuterie, Agneau, Veau, Poulet, pintade, canard, dinde, Poisson, crustacés, Oeuf

Proteïnes Végétales

Tofu, Seitan,

Mon shopping de la semaine

du ___________________ au ___________________

Petit déjeuner :

Collation :

Déjeuner :

Collation :

Dîner :

Activité sportive de la journée :

Activité :

Durée :

Calories dépensées :

Petit déjeuner :

Collation :

Déjeuner :

Collation :

Dîner :

Activité sportive de la journée :

Activité :
Durée :
Calories dépensées :

Petit déjeuner :

Collation :

Déjeuner :

Collation :

Dîner :

Activité :
Durée :
Calories dépensées :

Petit déjeuner :

Collation :

Déjeuner :

Collation :

Dîner :

Activité :
Durée :
Calories dépensées :

Petit déjeuner :

Collation :

Déjeuner :

Collation :

Dîner :

Activité :

Durée :

Calories dépensées :

Petit déjeuner :

Collation :

Déjeuner :

Collation :

Dîner :

Activité :
Durée :
Calories dépensées :

Petit déjeuner :

Collation :

Déjeuner :

Collation :

Dîner :

Activité sportive de la journée :

Activité :
Durée :
Calories dépensées :

Bilan de ma semaine

Mon poids est de : __________________________

Combien d'activité sportive : __________________________

Combien de temps pour le sport : __________________________

Ecart(s) nutritionnel(s) : oui ☐   non ☐

Combien? : __________________________

Pourquoi? : __________________________

Notes :

____

____

____

____

____

____

idées pour mon shopping nutrition

Légumes

Salade verte, endive, mâche, laitue, graines germées, roquette,chicorée, cresson,épinard, pissenlit, citrouille, courge, potimarron, Pomme de terre, patate douce, panais, crosne, topinambour, courgette, aubergine, betterave, salsifis, blette, Fenouil, navet, poireau, artichaut, Chou, chou-fleur, brocoli, chou de Bruxelles, asperge, carotte, céleri, concombre, melon,tomate, haricot vert, radis, Persil,ciboulette, oignon, oseille, échalote, poivron, piment, ail, Champignon, maïs, Algues, soja, avocat, Lentilles, fèves, petits pois, pois cassés, pois chiches, haricots secs, graines de soja,

Fruits

Abricot, nectarine, pêche, cerise, fraise, pastèque, Banane, ananas, mangue, Citron, clémentine, orange, pamplemousse, kiwi, Poire, pomme, raisin, prune, Rhubarbe, châtaigne, figue,

Fruits secs

Datte, figue, amande, noisette, raisins, noix, noix de Cajou, noix de Macadamia, pistaches,

Féculents

Pâtes, crozets, spätzles, nouilles chinoises, Riz, millet,boulgour, quinoa, blé, Polenta, semoule, sarrasin, amaranthe,

Proteïnes Animales

Boeuf, Porc, jambon, saucisse, lardons, knack, charcuterie, Agneau, Veau, Poulet, pintade, canard, dinde, Poisson, crustacés, Oeuf

Proteïnes Végétales

Tofu, Seitan,

Mon shopping de la semaine

du ______________________ au ______________________

Petit déjeuner :

Collation :

Déjeuner :

Collation :

Dîner :

Activité sportive de la journée :

Activité :
Durée :
Calories dépensées :

Petit déjeuner :

Collation :

Déjeuner :

Collation :

Dîner :

Activité :

Durée :

Calories dépensées :

Petit déjeuner :

Collation :

Déjeuner :

Collation :

Dîner :

Activité sportive de la journée :

Activité :
Durée :
Calories dépensées :

Petit déjeuner :

Collation :

Déjeuner :

Collation :

Dîner :

Activité :
Durée :
Calories dépensées :

Petit déjeuner :

Collation :

Déjeuner :

Collation :

Dîner :

Activité :

Durée :

Calories dépensées :

date :

Petit déjeuner :

Collation :

Déjeuner :

Collation :

Dîner :

Activité :
Durée :
Calories dépensées :

Petit déjeuner :

Collation :

Déjeuner :

Collation :

Dîner :

Activité :
Durée :
Calories dépensées :

Bilan de ma semaine

Mon poids est de : _______________________

Combien d'activité sportive : _______________________

Combien de temps pour le sport : _______________________

Ecart(s) nutritionnel(s) : oui ☐   non ☐

Combien? : _______________________

Pourquoi? : _______________________

Notes :

____

____

____

____

____

____

9 781674 875651